# LES LÉSIONS TRAUMATIQUES

### DES

# ORGANES GÉNITAUX DE L'HOMME

## DEVANT LA LOI SUR LES ACCIDENTS DU TRAVAIL

PAR MM. LES DOCTEURS

**CH. PAUL**
EXPERT PRÈS LES TRIBUNAUX DE LA SEINE

**J. LECLERCQ**
EXPERT PRÈS LES TRIBUNAUX DE LILLE

<hr>

## PARIS

ÉMILE LAROSE, LIBRAIRE-ÉDITEUR

11, Rue Victor Cousin, 11

1911

# LES LÉSIONS TRAUMATIQUES

## DES

# ORGANES GÉNITAUX DE L'HOMME

### DEVANT LA LOI SUR LES ACCIDENTS DU TRAVAIL

# LES LÉSIONS TRAUMATIQUES

## DES

# ORGANES GÉNITAUX DE L'HOMME

## DEVANT LA LOI SUR LES ACCIDENTS DU TRAVAIL


PAR MM. LES DOCTEURS

**CH. PAUL**  
EXPERT PRÈS LES TRIBUNAUX DE LA SEINE

**J. LECLERCQ**  
EXPERT PRÈS LES TRIBUNAUX DE LILLE



PARIS

ÉMILE LAROSE, LIBRAIRE-ÉDITEUR

11, Rue Victor Cousin, 11

—

1911

# LES LÉSIONS TRAUMATIQUES

## DES

# ORGANES GÉNITAUX DE L'HOMME

### Devant la loi sur les accidents du travail

Les lésions traumatiques des organes génitaux de l'homme, survenant au cours du travail, sont relativement rares. Nous avons eu cependant l'occasion d'en rencontrer, dans ces derniers temps, un certain nombre, et nous avons pu nous rendre compte de la complexité des problèmes qu'elles soulèvent à propos des expertises médico-légales. Il n'est pas seulement difficile, en effet, de déterminer si l'affection en présence de laquelle on se trouve, doit être attribuée au traumatisme invoqué par l'ouvrier, mais aussi de préciser si elle entraîne une incapacité permanente de travail, ou simplement une incapacité temporaire.

Nous avons pensé qu'il était utile d'étudier ce sujet, de rassembler les opinions, éparses dans toute la littérature médico-légale, des principaux auteurs qui se sont occupés de cette question et d'apporter ainsi, aux médecins experts, des indications qui pourront les aider au cours de leurs expertises relatives à des lésions des organes génitaux de l'homme, à la suite d'accidents du travail.

Nous envisagerons donc successivement quelles sont les conséquences médico-légales qu'engendrent : 1º les lésions traumatiques du pénis et l'ablation complète de la verge ; 2° les lésions traumatiques des canaux déférents, des vésicules séminales et des canaux éjaculateurs ; 3° les lésions traumatiques des testicules et de leurs enveloppes, ainsi que l'abolition complète des fonctions testiculaires.

Nous exposerons brièvement, pour terminer, quels sont les troubles mentaux, qui apparaissent fréquemment à la suite des lésions génitales.

# I

## Lésions traumatiques du pénis et ablation complète de la verge

Les lésions traumatiques du pénis, sont variables de mécanisme, d'aspect, de gravité. Il s'agit, tantôt d'une plaie qui intéresse uniquement les plans superficiels et qui se cicatrise sans laisser de séquelles anatomiques; tantôt d'une plaie plus profonde qui atteint les corps caverneux et qui provoque consécutivement l'apparition de cicatrices fâcheuses au moment de l'érection; tantôt encore de contusions plus ou moins étendues pouvant amener la section des corps caverneux et entraver complètement l'érection ; tantôt enfin, très rarement il est vrai, d'une luxation du pénis qui, à l'état de flaccidité, se trouve repoussé sous la peau du scrotum ou de l'abdomen par une pression violente, luxation qui est réduite assez aisément sans laisser aucun trouble consécutif.

L'ablation totale de la verge peut être la conséquence de certains traumatismes. Cette ablation est causée par le choc accidentel lui-même ; il y a alors le plus souvent un arrachement de l'organe par un engrenage, par une courroie par exemple ; ou bien, elle est due à une intervention chirurgicale nécessitée par l'état de la verge après l'accident.

Nous passons volontairement sous silence les traumatismes de l'urètre, dont nous n'avons pas à envisager ici les conséquences médico-légales. L'urètre, en effet, est le canal vecteur du sperme, mais il est aussi la voie d'élimination de l'urine. Et l'obstacle qui peut entraver l'élimination normale de l'urine a des conséquences bien plus graves au point de vue clinique comme au point de vue médico-légal que la gêne qui peut survenir dans l'éjaculation. Il nous semble donc logique de réserver l'étude des lésions traumatiques de l'urètre pour un travail exposant les affections des organes urinaires consécutives aux accidents du travail.

Quelles sont les conséquences médico-légales des lésions traumatiques et de l'ablation du pénis ?

Le premier point à établir, comme dans tout accident survenu au cours du travail, est qu'il y a bien un rapport de cause à effet entre le traumatisme invoqué et la lésion présentée par l'ouvrier. Ce rapport est habituellement facile à établir en ce qui concerne les lésions du pénis, par l'étude des commémoratifs et par l'examen du blessé. Il peut se faire cependant, dans certains cas, que cette détermination devienne parti-

culièrement ardue. Un ouvrier, au cours d'un coït violent, à la suite d'un faux mouvement, peut se créer une
lésion superficielle de la verge, une petite hémorragie
sous-cutanée par exemple, qui provoque l'apparition
d'une ecchymose ; il peut même rompre partiellement
un de ses corps caverneux. Or les symptômes de ces
accidents sont absolument comparables à ceux qui surviennent à la suite d'un traumatisme pénien au cours
du travail et l'ouvrier est évidemment tenté d'attribuer
à un accident du travail les phénomènes pathologiques
qu'il présente. Le médecin doit donc, dans ces cas,
faire preuve d'une certaine circonspection ; il doit préciser l'intensité et le mécanisme du choc traumatique ;
il doit rassembler les dépositions des témoins de l'accident ; il doit déterminer si l'ouvrier ne présentait
aucune lésion de la verge avant cet accident et ce
point est particulièrement important et délicat à établir ; enfin, il doit examiner soigneusement le blessé,
avant d'émettre une opinion définitive.

Si la lésion constatée est bien due à un accident du
travail, et si cette lésion peu importante ne laissera
dans l'avenir aucune modification anatomique de la
verge, évidemment il n'y aura qu'une incapacité temporaire de travail.

La question est plus délicate à résoudre lorsque le
traumatisme a provoqué l'apparition de séquelles anatomiques définitives qui entraînent une certaine gêne
au cours du coït ou qui le rendent tout à fait impossible. Y a-t-il lieu en se plaçant uniquement au point
de vue qui nous occupe, d'admettre qu'il en résulte
une incapacité permanente partielle de travail ?

Le problème ainsi posé n'est pas encore venu, à

notre connaissance, devant les tribunaux. Certains auteurs, estiment que, dans ces cas, la capacité productive de l'ouvrier n'est nullement modifiée et qu'il n'y a pas lieu d'accorder une indemnité permanente. On pourrait tout au plus, selon eux, attribuer au blessé une indemnité très légère, bien plutôt en considération des ennuis moraux que lui provoque l'impossibilité des rapports sexuels que pour la diminution de sa capacité de travail qui n'est nullement modifiée en pratique.

Cette opinion semble juste et serait vraisemblablement admise par les tribunaux si les faits se présentaient tels que nous venons de l'indiquer. Il faut ajouter, en effet, que pratiquement le problème est un peu différent. Les lésions du pénis sont presque toujours accompagnées de lésions importantes des régions pubienne et périnéale, lésions qui peuvent entraîner de graves conséquences au point de vue fonctionnel. Elles engendrent fréquemment aussi des phénomènes mentaux que nous étudierons plus loin. Elles entraînent enfin, le plus souvent, des troubles dans l'élimination des urines. Il est évidemment nécessaire de tenir compte de ces différents facteurs pour porter une saine appréciation sur le dommage causé par l'accident; et ces facteurs jouent dans cette appréciation, il faut le dire, un rôle plus considérable que la lésion du pénis elle-même.

En somme, il résulte de ce que nous venons d'exposer, que, devant la loi sur les accidents du travail, les lésions et l'ablation du pénis, considéré uniquement comme un organe de reproduction, n'entraînent qu'une incapacité temporaire et nullement une incapacité permanente partielle de travail ; mais qu'en pratique, il est nécessaire de tenir compte d'un certain nombre d'autres facteurs qui sont susceptibles de leur côté, d'entraîner une incapacité permanente partielle d'un taux parfois élevé.

## II

## Lésions traumatiques des canaux déférents, des vésicules séminales et des canaux éjaculateurs.

Les canaux déférents, les vésicules séminales et les canaux éjaculateurs sont rarement lésés au cours des accidents du travail. Le plus souvent, quand ils sont atteints, il existe en même temps des blessures graves des régions périnéale et pubienne. Dans ces conditions, comme nous l'avons déjà indiqué en ce qui concerne la verge, la conduite de l'expert est bien plutôt dictée par l'importance de ces blessures et par les conséquences qu'elles entraînent, que par les lésions des vésicules séminales, des canaux déférents et des canaux éjaculateurs eux-mêmes.

Dans des circonstances toutes particulières, il peut se faire cependant que le traumatisme engendre uniquement des perturbations dans le fonctionnement de ces organes. Des douleurs violentes et rebelles, localisées le long du cordon ou dans la région périnéale profonde peuvent, par exemple, persister après un traumatisme à ce niveau. Il peut se former aussi des bandes de sclérose qui étranglent, pour ainsi dire, les canaux vecteurs du sperme, entravent le passage des spermatozoïdes et engendrent une atrophie secondaire des testicules. On a vu survenir, enfin, une spermatorrhée rebelle par atonie musculaire.

Marcel Heger a rapporté au Congrès de médecine légale de Bruxelles deux cas intéressants de spermatorrhée survenue chez des sujets de 30 à 35 ans, n'ayant jamais eu d'affections génito-urinaires et n'ayant pas d'antécédents morbides. L'auteur les explique de la façon suivante ; à la suite d'un traumatisme des organes génitaux et du périnée, il subsiste une paralysie des vésicules séminales et des canaux éjaculateurs, l'embouchure de ces conduits reste béante et à la suite des efforts de miction ou de défécation les vésicules se vident sans érection, ni sensations voluptueuses.

Dans ces cas particulièrement délicats, où les lésions persistantes sont uniquement localisées aux canaux vecteurs du sperme, que doit faire l'expert ?

Il doit tout d'abord établir que la spermatorrhée, la névralgie du cordon, la disparition complète des spermatozoïdes sont bien dues au traumatisme invoqué, et il est inutile de dire que le plus souvent il est difficile, sinon impossible, de faire une telle détermination, car on ne connaît que bien rarement, d'une façon précise, quel était l'état génital de l'ouvrier avant son accident.

Si on arrive à rattacher indiscutablement les troubles fonctionnels cités plus haut au traumatisme, le problème n'est pas encore totalement résolu. De nouvelles difficultés surgissent quand on veut déterminer si la capacité productive de l'ouvrier en est diminuée et dans quelle mesure a lieu cette diminution. Le blessé atteint d'une telle affection ne manque pas, en effet, d'invoquer une fatigue, une lassitude, une dépression telles que tout travail lui est difficile et pénible. Parfois même il présente des troubles physiques et mentaux importants. Il en résulte que la conséquence de ces lésions, au point de vue de la capacité ouvrière, est variable suivant les cas, et il n'est pas possible, dans ces conditions, de donner une règle fixe pour guider l'appréciation de l'expert.

Cependant, mis à part les troubles réels dont nous verrons plus tard l'importance dans les affections génitales, il faut reconnaître que la spermatorrhée, les névralgies du cordon, les douleurs périnéales profondes rendent l'ouvrier moins apte à un travail fatigant et soutenu et qu'elles entraînent, par conséquent, une incapacité permanente partielle de travail d'un taux variable, mais habituellement peu élevé. Du reste, la rente, qu'il est juste d'accorder dans ces cas, peut être supprimée après une révision qui permet, parfois, de constater que les troubles invoqués ont disparu. Quant à l'atrophie testiculaire consécutive à une obstruction des canaux vecteurs du sperme par sclérose ou à la suite de la section de ces canaux, nous nous réservons d'envisager quelles sont les conséquences médico-légales qu'elle entraîne, dans le chapitre suivant.

## III

## Lésions traumatiques des testicules et de leurs enveloppes. Abolition complète des fonctions testiculaires.

Les lésions traumatiques portant sur les organes génitaux de l'homme peuvent atteindre le scrotum, la vaginale, le testicule.

a) *Lésions du scrotum.* — Les lésions localisées au scrotum ont peu d'intérêt au point de vue qui nous occupe. Ces lésions qui consistent, le plus souvent, en simples érosions, en ecchymoses superficielles, en hématomes sous-cutanés plus ou moins importants, guérissent rapidement et n'entraînent pas après eux de modifications anatomiques permanentes. Parfois cependant à la suite d'une infection de la blessure, il peut survenir un phlegmon des bourses qui provoque consécutivement une fonte purulente des testicules ou laisse après lui des cicatrices adhérentes, rétractiles et douloureuses. On est alors appelé à se demander s'il y a simplement incapacité temporaire de travail ou si on doit admettre l'existence d'une incapacité permanente partielle. Nous verrons plus loin quelle est la conséquence de la fonte testiculaire. Quant aux cicatrices douloureuses, il faut reconnaître qu'elles entraînent parfois une gêne fonctionnelle qu'il faut savoir apprécier et qui nécessite l'attribution d'une rente peu élevée.

b) *Lésions de la vaginale.* — Lorsque la contusion des bourses est à ce point importante qu'elle atteint la tunique vaginale, il se forme habituellement un hématocèle de la vaginale. La formation de cet hématocèle traumatique est d'ailleurs facilitée par un état congestif particulier de la séreuse. Ces épanchements sanguins guérissent presque toujours rapidement et n'entraînent qu'une incapacité temporaire de travail. Parfois cependant ils persistent pendant un temps plus long, ils provoquent la formation d'une vaginalite chronique, et, comme les phlegmons des bourses, ils entraînent des suppurations suivies de fontes purulentes des testicules, de cicatrices et d'adhérences douloureuses, d'atrophie et de sclérose testiculaires.

Il en résulte des modifications anatomiques permanentes dont nous avons déjà vu en partie les conséquences devant la loi sur les accidents du travail à propos des lésions du scrotum et dont nous allons étudier les plus importantes au sujet des affections traumatiques des testicules.

c) *Lésions des testicules.* — Les lésions traumatiques des testicules soulèvent des problèmes médico-légaux très complexes, aussi ont-elles été étudiées par de nombreux auteurs qui ont cherché à préciser et à résoudre ces questions délicates.

A côté de faits très rares et très simples, de l'arrachement des testicules, par exemple, il en est de plus fréquents et de plus difficiles à interpréter, tels que les cas d'orchites dites traumatiques. Nous allons d'abord exposer la question des orchites traumatiques ; nous étudierons ensuite les cancers des testicules et nous envisagerons pour terminer, quelles sont les conséquences médico-légales de la disparition des fonctions testiculaires.

L'orchi-épididymite peut, selon les auteurs, être due ou bien à un traumatisme véritable et direct, ou bien à un simple effort. Nous allons passer en revue ces deux cas, qui ont une importance capitale au point de vue des accidents du travail.

*Orchite traumatique*. — Le testicule, à la suite d'un rapprochement brusque des cuisses, après une chute à califourchon, consécutivement à un coup porté par un instrument de travail, peut subir une contusion plus ou moins intense. Il en résulte, selon les cas, des lésions qui ont été groupées par Monod et Terrillon, au point de vue anatomo-pathologique, en trois degrés : il peut y avoir une simple hémorragie capillaire, ou bien formation de foyers sanguins dans la substance du testicule, ou encore rupture de l'albuginée avec hernie des tubes séminifères.

Au point de vue clinique, il s'ensuit, le plus souvent, une douleur testiculaire intense, du gonflement des bourses, de la rougeur du scrotum, une élévation de la température, etc., en un mot, tous les symptômes d'une orchi-épididymite. Parfois cependant après le traumatisme, qui a provoqué une douleur vive avec tendance syncopale du blessé, il persiste simplement, pendant quelques jours, des phénomènes douloureux qui disparaissent bientôt définitivement. Puis après huit ou dix jours, après plusieurs semaines quelquefois, on voit apparaître toute la symptomatologie de l'orchite tuberculeuse, qui évolue lentement vers la suppuration.

En présence de tels faits, un point essentiel doit être discuté immédiatement par le médecin-expert. L'inflammation testiculaire que l'on constate, peut-elle être due à un traumatisme ? En d'autres termes, est-on en droit de considérer l'orchi-épididymite comme un accident du travail ?

Les auteurs ont des opinions divergentes sur cette question. Qnelques-uns d'entre eux, parmi lesquels Montfort, Tuffier et Legueu, rejettent totalement la possibilité de l'origine traumatique de l'orchite vraie. Un certain nombre de tribunaux ont partagé cette façon de voir. Ces auteurs se basent sur ce fait que l'orchi-épididymite est une infection que ne peut provoquer aucune contusion, aucun traumatisme. Pour qu'il y ait orchite, il faut qu'il se produise une prolifération de microbes au niveau du testicule. La contusion est incapable d'en provoquer l'apparition. L'orchite n'est donc pas une affection traumatique, c'est une affection médicale due à une inflammation d'origine microbienne.

Un grand nombre d'auteurs, au contraire, parmi lesquels il faut citer Lannelongue, Jeanbrau, G. Brouardel, Vibert, Reclus, Moty, Balthazard, etc., admettent l'existence de l'orchi-épididymite traumatique. Ils l'expliquent de la façon suivante : Il peut exister dans le testicule ou dans son voisinage des microbes atténués, non virulents, qui vivent en saprophytes. Si un traumatisme survient au niveau de l'organe, cet organe est en état de moindre défense. Les microbes qui s'y trouvent, recouvrent leur virulence et causent l'inflammation du testicule. Des expériences ont prouvé la possibilité d'un tel mécanisme.

Pour ces auteurs donc, deux causes sont également nécessaires pour provoquer l'apparition de l'orchi-épididymite traumatique : la présence de microbes latents, d'une part, que ce soient des staphylocoques, des streptocoques, des gonocoques, des bacilles d'Eberth, des bacilles de Koch, etc. ; le traumatisme, d'autre part, que ce traumatisme soit violent et produise une blessure ou qu'il provoque une simple contusion. Si un traumatisme n'était pas survenu, il n'y aurait pas eu d'orchi-épididymite, car les microbes seraient demeurés non virulents et auraient continué à vivre dans le testicule en saprophytes, sans provoquer d'inflammation de l'organe. Mais d'autre part, ces microbes devaient préexister dans l'organe et ce fait pose la question de l'état antérieur. Cette question, d'un intérêt capital dans la loi sur les accidents du travail, est tranchée définitivement par la Cour de Cassation. On ne doit pas en tenir compte dans l'évaluation de la réduction de la capacité ouvrière à la suite d'un accident de travail. Dans le cas qui nous occupe, nous devons donc négliger l'existence dans le testicule de microbes saprophytes avant le traumatisme. C'est à ce dernier donc qu'il faut uniquement rapporter l'apparition de l'orchite. L'orchi-épididymite traumatique semble donc bien exister.

Le médecin, en présence d'une orchite attribuée à un traumatisme, doit donc chercher à établir qu'il y a bien une relation de cause à effet entre le choc testiculaire invoqué et l'apparition de l'orchite. On conçoit immédiatement combien sont nombreuses les difficultés qui surgissent.

Reclus, dans un travail récent, a cherché à faciliter la tâche de l'expert, en lui indiquant quelles devraient être ses bases d'appréciation. Selon cet auteur, on doit tout d'abord s'enquérir si le prétendu blessé ne souffrait pas des bourses avant l'accident, s'il n'avait pas déjà une affection testiculaire. Il est nécessaire de se demander s'il y a eu vraiment un



2

accident : l'enquête minutieusement conduite fournira ce renseignement. Enfin il faut se rappeler que les contusions des bourses, première étape de l'orchite traumatique, se caractérisent par une série de symptômes difficiles à simuler : douleur aiguë syncopale, ecchymose scrotale, tuméfaction de la vaginale, etc.

On peut de cette façon préciser si l'orchite constatée est bien due à un traumatisme.

Les conséquences cliniques et médico-légales de l'orchite traumatique sont variables. Jeanbrau estime que trois éventualités peuvent résulter d'une contusion testiculaire :

Si la contusion a été peu violente, la *restitutio ad integrum* survient après une courte période d'incapacité permanente partielle de travail ;

Si le choc a été violent, la glande peut s'atrophier et nous envisagerons plus loin les conséquences de cette atrophie devant la loi sur les accidents du travail;

Si la contusion détermine une poussée d'orchi-épididymite chez un sujet porteur d'une lésion chronique ou d'une infection urétro-prostatique, après une période d'incapacité temporaire, le testicule redevient indolore et le sujet peut reprendre son travail. A ce moment, le blessé doit être considéré comme guéri des suites de son accident puisqu'il se trouve dans l'état, dans lequel il était auparavant. Il n'y a pas lieu de discuter si l'épididymite révélée par l'accident constitue une cause d'incapacité permanente partielle. C'est un certificat de guérison que l'on doit délivrer au sinistré, et non un certificat de consolidation.

Il faut ajouter qu'il peut survenir également, mais très rarement, il est vrai, à la suite d'une orchi-épididymite traumatique, des névralgies testiculaires rebelles. Ces névralgies sont parfois à ce point douloureuses qu'elles empêchent l'ouvrier de travailler. Par leur influence sur l'état moral et l'état physique de l'ouvrier, elles entraînent une incapacité permanente partielle de travail. Mais le plus souvent elles disparaissent après un temps plus ou moins long, une révision permettra de supprimer la rente attribuée, s'il y a lieu. Quelquefois aussi, elles sont vives et rebelles à ce point que tout traitement médical n'apporte aucun soulagement et que l'ouvrier doit avoir recours à l'ablation de son ou de ses testicules douloureux. Nous envisagerons bientôt les conséquences de cette ablation.

*Orchite par effort.* — Pour un certain nombre d'auteurs, l'orchite — accident du travail — peut être provoquée non seulement par un traumatisme direct, mais peut être due également à un effort plus ou moins violent fait à l'occasion du travail. L'existence de cette orchite par effort a été, il est vrai, également très discutée et actuellement encore les auteurs ne sont pas complètement d'accord à ce sujet.

Pour les uns, en effet, l'orchite par effort est une vérité clinique et est absolument comparable comme pathogénie à l'orchite traumatique que nous venons d'étudier. Il y a, selon eux, d'une part, présence de microbes latents dans le testicule et d'autre part, action d'un traumatisme testiculaire qui met cet organe en état de moindre résistance. Ce traumatisme testiculaire indirect est causé par une contraction brusque du crémaster, au cours d'un violent effort ; le crémaster soulève ainsi le testicule qui vient buter contre l'anneau inguinal, selon la conception de Vibert. Il peut être dû encore à une constriction brusque et violente du cordon au niveau de l'orifice inguinal externe.

Mais de nombreux auteurs combattent cette opinion. Sebileau, par exemple, n'admet pas l'existence de l'orchite par effort. Il pense que l'on désigne sous ce nom des affections diverses du testicule : des orchites d'origine urétrale, des torsions du cordon spermatique avec phénomène d'étranglement testiculaire, des hématomes par rupture d'une veine, d'un varicocèle, etc.

Remy partage la même opinion. Jeanbrau qui a étudié particulièrement cette question n'en a pas trouvé un seul cas probant. Il a montré au contraire, que la plupart des orchites attribuées à un effort sont simplement des cas dans lesquels l'effort a provoqué une hémorragie au niveau d'un cancer testiculaire préexistant ou encore dans lesquels l'effort a coïncidé avec une poussée aiguë au cours d'une épididymite chronique et banale.

Moty, dans une communication récente, estime que l'orchite traumatique par effort peut exister et bien plus, que ces cas sont relativement fréquents. Pour lui, l'orchite traumatique (due à un traumatisme direct ou à un traumatisme indirect par suite d'un effort) peut survenir en dehors de la présence de microbes au niveau du testicule. C'est simplement une réaction inflammatoire du testicule contre les tissus désorganisés ou le sang extravasé ainsi que l'ont montré Monod et Terrillon, de même que l'orchite d'origine uréthrale ou sanguine est une réaction contre les germes infectants localisés dans le testicule ; la différence n'est, en somme, pas très grande et l'on ne voit pas bien pourquoi l'on refuserait le nom d'orchite à une lésion qui ressemble absolument à d'autres auxquelles on n'a jamais contesté le droit à cette dénomination, ni comment on la dénommerait autrement. Il pense que nier l'orchite traumatique, c'est nier la réaction inflammatoire « amicrobienne », contre les extravasats sanguins ou les tissus désorganisés par la contusion.

Quoi qu'il en soit, la question n'est pas définitivement tranchée. Les faits rapportés jusqu'à présent ne sont pas suffisamment probants. Il y a lieu de faire des réserves sur l'existence de l'orchite par effort. La conduite du médecin-expert est donc difficile à préciser dans de telles circonstances. Cependant même lorsqu'on ne peut établir une relation nette de cause à effet entre l'effort et la poussée d'orchite, il est préférable, ainsi que le conseille Jeanbrau, d'accorder une incapacité temporaire pendant la durée de la poussée. Dès que cette poussée est disparue, le testicule se trouve dans l'état où il était avant l'accident, il ne peut plus être question d'incapacité permanente partielle.

*Cancer des testicules.* — Les testicules peuvent être le siège non seulement de processus inflammatoires, mais aussi de tumeurs diverses et en particulier de cancers. L'influence d'un traumatisme est souvent invoquée pour expliquer l'apparition d'une tumeur maligne et un ouvrier, présentant une telle tumeur, au niveau d'un testicule, ne manquerait pas de l'attribuer à cette cause.

Nous avons fait à ce sujet une série de recherches et nous n'avons pas trouvé depuis l'application de la loi du 9 avril 1898, de cas dans lesquels de tels faits soient venus devant les tribunaux. Cette question pourra se présenter cependant et il est bon d'envisager quelle devra être la conduite d'un expert en présence d'un cancer du testicule attribué par l'ouvrier à un traumatisme.

Et tout d'abord un traumatisme peut-il causer l'apparition d'un cancer ?

La pathogénie des tumeurs malignes n'est pas encore complètement connue, parce qu'on ignore la nature véritable des cancers, parce qu'on ne peut vérifier par l'expérimentation les faits constatés dans la pratique, parce que les moyens cliniques, que nous possédons, sont encore insuffisants pour déceler le cancer tout au début.

Des théories ont cependant été émises à propos de l'origine traumatique du cancer. Certains auteurs, partisans de la nature parasitaire des tumeurs malignes, pensent qu'un traumatisme est susceptible, en créant un lieu de moindre résistance, de favoriser le développement des parasites cancéreux et de contribuer ainsi à la formation de la tumeur. D'autres auteurs, défenseurs de la théorie cellulaire, estiment ou bien avec Conheim que le traumatisme peut vivifier dans les organes les germes embryonnaires, ou bien avec Ribbert et Hallion qu'un choc violent est susceptible de briser les connexions normales des cellules, qui entrent en anarchie.

Ce sont là, évidemment, des vues de l'esprit. Mais ces hypothèses indiquent que, quelle que soit la théorie que l'on admette sur la pathogénie du cancer, on peut expliquer l'origine traumatique d'un certain nombre d'entre eux. Elles indiquent également que le traumatisme seul est insuffisant pour faire apparaître un cancer. C'est uniquement une cause occasionnelle. Il faut qu'un autre élément : parasite, germe embryonnaire ou prédisposition naturelle, entre en jeu. Au point de vue qui nous occupe, cette question de terrain n'est pas à envisager puisqu'on ne tient pas compte de l'état antérieur ; il suffit de retenir qu'un traumatisme peut être la cause de l'apparition d'un cancer, au niveau des testicules, par exemple.

L'expert, en présence d'un cancer des testicules considéré comme un accident du travail par l'ouvrier, doit donc établir qu'il y a bien une relation de cause à effet entre le traumatisme et l'apparition de la tumeur. Pour établir cette relation, il faut, comme l'a indiqué Cerutti : que le traumatisme soit authentique et d'une certaine importance, que le sujet soit reconnu sain de toute tumeur avant cet accident, que le temps qui s'est écoulé entre le traumatisme et l'apparition de la tumeur ne soit ni trop court ni trop long, que le cancer se soit développé au point exact où a porté le traumatisme, qu'enfin le diagnostic de tumeur maligne soit nettement et indiscutablement établi. Il est inutile de démontrer que ces divers points, pour de multiples raisons, ne peuvent pas souvent être éclaircis en totalité. Il en résulte que l'expert ne peut pas attribuer à un traumatisme, d'une façon évidente, une tumeur maligne apparue au niveau d'un organe quelconque. Il s'ensuivra évidemment qu'il n'y a pas lieu d'accorder à l'ouvrier l'incapacité permanente qu'il sollicite. Peut-être dans certains cas, serait-il recommandable de lui attribuer, à titre transactionnel, une rente d'un faible taux jusqu'à sa disparition. Mais cette mesure ne serait nullement dictée par les faits établis. Parfois cependant l'origine traumatique du cancer testiculaire pourra être nettement démontrée, on devra alors accorder à l'ouvrier, puis à sa famille, la rente qu'entraîne une incapacité permanente de travail qui est d'abord partielle, puis totale.

Il peut se faire, dans certains cas, que le traumatisme révèle simplement la présence de la tumeur ainsi que le rapporte Jeanbrau à propos du cas de Le Meignen. Alors, évidemment, le traumatisme n'a eu aucune influence sur le cancer lui-même. Il a simplement permis de faire un diagnostic rapide, au grand avantage de l'ouvrier qui n'a droit à aucune réparation.

Enfin le traumatisme peut avoir une influence néfaste sur un cancer latent ou en voie de lente évolution. Il est susceptible d'activer et de hâter singulièrement l'évolution du cancer, qui subit un véritable coup de fouet. Il surgit alors une question délicate : Y a-t-il lieu d'accorder une indemnité à l'ouvrier ?

Si cet ouvrier n'avait pas eu de cancer, il n'aurait pas vu un tel mal se développer à la suite d'un traumatisme. Mais le traumatisme a eu une influence considérable et de plus, on n'a pas à tenir compte de l'état antérieur. Que faire alors ? Si le traumatisme n'était pas survenu, l'ouvrier aurait survécu encore un certain temps avec son cancer latent, mais un temps limité, car le cancer testiculaire aurait fini par évoluer et par entraîner la mort. Il en résulte que le traumatisme seul n'est pas responsable de l'évolution rapide et fatale, mais que l'ouvrier lui-même, porteur d'un cancer, présente une grosse part de responsabilité. Il semble qu'il est nécessaire, dans un tel cas, de tenir compte de l'état antérieur qui joue un rôle primordial, beaucoup plus important que le choc accidentel lui-même. Il paraît donc recommandable, dans ces conditions, de reconnaître à l'ouvrier une incapacité permanente partielle de travail proportionnelle à l'influence qu'a pu avoir le traumatisme testiculaire sur l'évolution de la tumeur maligne, c'est-à-dire d'un taux peu élevé.

*Abolition des fonctions testiculaires.* — L'abolition des fonctions testiculaires peut survenir dans de nombreuses circonstances. Cette abolition est complète par disparition fonctionnelle des deux glandes, ou bien elle est partielle par disparition d'un seul testicule ou d'une partie des deux testicules. Elle survient soit par sclérose ou dégénérescence post-traumatique, soit par ablation de l'organe : arrachement accidentel, castration nécessitée par une tumeur, par une contusion violente, par un hématocèle post-traumatique non décorticable, par des névralgies testiculaires rebelles.

Quelle doit être la conduite de l'expert dans les cas d'abolition complète ou partielle des fonctions testiculaires ?

Il est tout d'abord nécessaire d'établir qu'il y a perte des fonctions testiculaires. Ce point n'est pas toujours facile à préciser, surtout quand cette suppression de la glande n'est que partielle et aussi quand elle est due à une sclérose ou à une dégénérescence de l'organe. Il faut rechercher ensuite si l'abolition des fonctions glandulaires est bien due à un traumatisme survenu au cours du travail, et là encore surgissent des difficultés parfois insurmontables.

On ne peut arriver à établir ces différents points que par l'étude des antécédents de l'ouvrier, et des commémoratifs, par la discussion des documents fournis par l'enquête, par un examen attentif des symptômes survenus après l'accident.

Une fois l'origine traumatique admise, il y a lieu de déterminer quelles sont les conséquences de telles lésions devant la loi sur les accidents du travail.

La jurisprudence ne semble pas encore totalement fixée sur ce point ainsi que l'indique Jeanbrau. Cependant par l'étude des faits physiologiques, on peut, avec Balthazard, résumer quelles sont, au point de vue de la capacité productive de l'ouvrier, les conséquences de la perte d'un ou des testicules.

Le testicule a deux fonctions, nous l'avons dit. Il est l'organe élaborateur d'un sperme d'une part, il est une glande à sécrétion interne d'autre part. Les recherches des différents auteurs, qui se sont occupés de cette question, ont nettement établi ces faits ; et les travaux de Remke et Regaud, de Amel et Bouin ont montré que les substances actives déversées dans la circulation générale par le testicule étaient fournies par des cellules interstitielles de cette glande, cellules absolument indépendantes de celles qui sont chargées de la spermatogenèse.

Si la disparition des fonctions spermatiques n'entraîne nullement de diminution de la capacité ouvrière du blessé, il n'en est pas de même de l'abolition des sécrétions internes.

Qu'il existe, en effet, une perturbation profonde dans les sécrétions internes testiculaires, il en résulte immédiatement une insuffisance testiculaire dont les manifestations sont variables suivant l'intensité des troubles et suivant l'âge de l'individu. Ces manifestations survenant chez des jeunes sujets dont l'activité sexuelle n'est pas encore développée sont plus importantes et plus graves que celles qui apparaissent chez un individu adulte, en plein développement physique et intellectuel.

Ces faits sont bien connus depuis longtemps déjà. L'eunuque est le type de l'homme qui a été châtré dans le jeune âge. Il a un aspect spécial. Il est haut de taille ; il a surtout des jambes très grandes ; il possède un certain embonpoint. Le relief musculaire est peu marqué, les formes sont arrondies, atténuées. Le cou est très développé, le thorax est étroit, les épaules sont tombantes ; par contre le bassin est très large, les fesses sont volumineuses et le tout donne à l'individu un aspect féminin. Les glandes mammaires sont également très développées, la peau est blanche et flasque, le système pileux est peu abondant, la voix est aiguë et voilée. L'énergie fait totalement défaut et la fatigue est extrêmement rapide. Il existe enfin un affaissement physique et moral très marqué.

Chez l'adulte, dont les fonctions testiculaires sont abolies en plein développement organique, les troubles sont beaucoup moins graves. Il survient à peine un léger embonpoint, des modifications du côté du système pileux, une diminution peu marquée de la force musculaire et de l'intelligence.

En somme, entre les troubles graves que nous avons décrits et ces perturbations légères, il existe tous les degrés. La cause en est non seulement à l'âge auquel surviennent ces troubles et à l'importance des lésions testiculaires, mais aussi au rôle que peuvent jouer les autres glandes à sécrétions internes, la thyroïde, les surrénales, l'hypophyse, etc., qui, selon de nombreux auteurs, sont susceptibles de suppléer dans une certaine mesure à l'abolition des fonctions testiculaires.

Nous le répétons, les cas sont variables à l'infini. Balthazard cependant a cherché à préciser la conduite de l'expert. Il envisage trois cas :

Si l'accident entraîne à la fois l'insuffisance spermatique et l'insuffisance diastématique, le mutilé se trouve dans un état intermédiaire à celui de l'homme complet et à celui de la femme. Or la femme reçoit, en général, un salaire de 50 °/₀ inférieur à celui de l'homme. On peut alors évaluer à 25 °/₀ la réduction du salaire due à la castration. Toutefois ce chiffre de 25 °/₀ sera insùffisant s'il s'agit d'un sujet jeune ; il faudra évaluer dans ces cas, l'incapacité à 40 °/₀ au moins.

Si l'accident a laissé intactes les fonctions testiculaires, par le fonctionnement d'un seul testicule qui ne tarde pas à s'hypertrophier et qui est tout à fait suffisant, il n'y a pas de diminution de la capacité ouvrière.

Si l'accident altère isolement la fonction spermatique et nullement la fonction diastématique, cela survient à la suite de l'emploi des Rayons X, il ne s'ensuit pas de modifications générales et il n'y a pas d'incapacité permanente partielle.

Le principe qui a présidé à ces évaluations est physiologiquement exact. Les indications ainsi fournies sont précieuses, mais trop schématiques. Ce sont uniquement des points de repaire. Les conséquences physiques et intellectuelles de l'abolition ou de la diminution des fonctions testiculaires sont variables avec chaque cas, avec chaque individu ; il y a donc lieu de faire varier, suivant les circonstances, la rente à attribuer.

## IV

### Troubles mentaux survenant à la suite des lésions traumatiques des organes génitaux

Nous venons de résumer quelles sont les conséquences des lésions traumatiques des organes génitaux de l'homme, devant la loi sur les accidents du travail, en nous plaçant uniquement au point de vue physique.

Nous avons eu l'occasion au cours de cette étude de montrer que de telles lésions engendraient fréquemment des troubles psychiques plus ou moins importants, qu'il convient de mettre en lumière et qui occupent une toute première place dans l'évaluation équitable de la diminution de la capacité ouvrière, à la suite de ces accidents.

Tissot, Deslandes, Fournier, Lallemand ont depuis longtemps déjà attiré l'attention des médecins sur les troubles mentaux consécutifs à des affections génitales. Des auteurs plus récents, Guisy, Colombani, Picqué, G. Ballet, entre autres, en ont cité de nouveaux cas.

En dehors des symptômes procéduriers, des névroses traumatiques, des sinistroses que peuvent présenter, avec une fréquence égale, les accidentés du travail, les ouvriers qui ont eu des lésions génitales traumatiques subissent en grand nombre des modifications intellectuelles et morales importantes. Ils deviennent, en effet, le plus souvent sombres, préoccupés, abattus, tristes. Ce sont des déprimés. Et si le terrain est favorable, on peut voir éclore chez eux des manifestations plus nettes et systématisées. Ils font aisément de la neurasthénie, de la mélancolie ; ils deviennent des obsédés ; ils présentent des délires divers non systématisés ou systématisés et ils font, en particulier, des délires de persécution. G. Ballet a étudié ces délires de persécution qui revêtent une forme spéciale et il a rangé ces malades parmi les« persécutés auto-accusateurs ».

Nous ne voulons pas nous étendre davantage sur le terrain psychiâtrique, qui demanderait toute une étude détaillée de ces psychoses consécutives aux lésions traumatiques génitales. Nous avons simplement cherché à montrer que ces troubles mentaux, qui sont fréquents, pour ne pas dire de règle, peuvent être très graves et qu'il y a lieu d'en tenir un grand compte au cours des expertises médico-légales.

V

## Conclusions

On peut résumer brièvement, comme il suit, les conséquences médico-légales des lésions traumatiques uniquement localisées aux organes génitaux de l'homme.

Lorsque les lésions traumatiques des organes génitaux de l'homme se terminent par la *restitutio ad integrum*, il ne peut être évidemment question que d'incapacité temporaire.

Quand, à la suite d'un traumatisme génital, les fonctions de reproduction seules sont gênées ou abolies, il n'y a pas de diminution de la capacité ouvrière, il n'en résulte encore qu'une incapacité temporaire. Parfois cependant, il persiste une certaine gêne ou une douleur vive, qui peut entraver le travail ; dans ces cas, on peut admettre l'existence d'une incapacité permanente partielle d'un taux peu élevé.

Lorsque le traumatisme aggrave uniquement une lésion préexistante et relativement importante, il y a lieu d'accorder au blessé une incapacité permanente partielle proportionnelle au rôle qu'a joué le traumatisme dans l'aggravation de la lésion, si cette lésion elle-même entraîne évidemment une diminution considérable et permanente de la capacité productive de l'ouvrier.

Lorsqu'à la suite d'un traumatisme génital, on constate une diminution très importante ou une abolition complète de la sécrétion interne testiculaire, il en résulte une incapacité permanente partielle dont le taux varie suivant les modifications physiques et intellectuelles présentées par l'ouvrier.

Enfin les troubles mentaux qui sont fréquents à la suite des traumatismes génitaux, et dont il ne faut pas oublier de tenir compte au cours de l'expertise, sont susceptibles, ou bien d'augmenter considérablement le taux de la rente à accorder en cas d'incapacité permanente partielle, ou bien, de transformer en incapacité permanente partielle ou même absolue, des cas dans lesquels il n'a existé physiquement qu'une incapacité temporaire de travail.

MAYENNE   IMPRIMERIE   CHARLES   COLIN

9 782014 051414